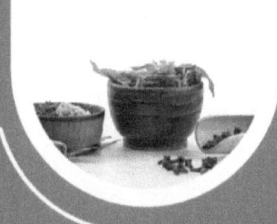

HOMEOPATÍA

Secretos Revelados · Remedios y Prácticas para una Salud Natural y Eficaz

AUTOR: ENRIQUE DELVALLE

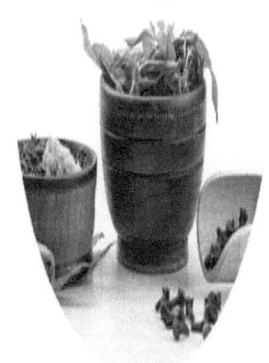

HOMEOPATÍA

Secretos Revelados . Remedios y Prácticas para una Salud Natural y Eficaz

Autor: Enrique Delvalle

INTRODUCCIÓN

La homeopatía es una forma de medicina alternativa que se centra en el uso de sustancias naturales para tratar diversas afecciones y promover la salud y el bienestar general. A diferencia de la medicina convencional, que a menudo se basa en medicamentos sintéticos y tratamientos invasivos, la homeopatía utiliza principios naturales para estimular las capacidades curativas del cuerpo.

. ¿Qué es la Homeopatía?.

La homeopatía se basa en la idea de que el cuerpo tiene la capacidad de curarse a sí mismo. Fue desarrollada a finales del siglo XVIII por el médico alemán Samuel Hahnemann, quien propuso que las sustancias que causan síntomas en una persona sana pueden, en dosis muy pequeñas, tratar esos mismos síntomas en una persona enferma. Este principio se conoce como "similia similibus curentur" o "lo similar cura lo similar". Los remedios homeopáticos se elaboran mediante un proceso de dilución y dinamización. Se toman sustancias naturales, como plantas, minerales o animales, y se diluyen repetidamente en agua o alcohol. Cada dilución va acompañada de una agitación vigorosa, conocida como dinamización, que según los homeópatas, potencia los efectos curativos de la sustancia.

. *Historia y Origen de la Homeopatía* .

La homeopatía tiene sus raíces en la antigua Grecia, donde Hipócrates, el padre de la medicina, mencionó principios similares a los de la homeopatía moderna. Sin embargo, fue Samuel Hahnemann quien formalizó y desarrolló esta práctica en el siglo XVIII. Hahnemann, insatisfecho con los tratamientos médicos de su tiempo, comenzó a experimentar con diversas sustancias y observó que las mismas podrían curar enfermedades si se administraban en dosis muy pequeñas.

Hahnemann publicó sus descubrimientos en una serie de obras, siendo la más notable "El Organon del Arte de Curar" (1810), donde expuso los principios básicos de la homeopatía. A lo largo del siglo XIX, la homeopatía ganó popularidad en Europa y América del Norte, atrayendo tanto a médicos como a pacientes que buscaban alternativas menos invasivas y más naturales a los tratamientos convencionales de la época.

. *Principios Fundamentales* .

1. *Similitud*

El principio de similitud, o "similia similibus curentur", es la piedra angular de la homeopatía. Este principio sostiene que una sustancia que causa ciertos síntomas en una persona sana puede utilizarse para tratar esos mismos síntomas en una persona enferma. Por ejemplo, una sustancia que causa fiebre en una persona sana podría usarse en forma diluida para tratar la fiebre en una persona enferma.

2. *Dosis Infinitesimales*

Otro principio clave de la homeopatía es el uso de dosis infinitesimales. Los remedios homeopáticos se diluyen repetidamente hasta que quedan solo trazas mínimas de la sustancia original. Este proceso de dilución se realiza en pasos conocidos como potencias. A cada paso, la solución se agita vigorosamente (dinamización), lo que, según los homeópatas, amplifica las propiedades curativas del remedio.

3. *Dinamización*

La dinamización es el proceso de agitar la solución diluida en cada etapa de su preparación. Este proceso se cree que libera la energía curativa de la sustancia original y la imparte al agua o alcohol en el que está diluida. Según los homeópatas, esta energía es lo que realmente tiene el efecto curativo, incluso cuando la sustancia original está presente en cantidades extremadamente pequeñas o no detectables.

. *Diferencias entre Homeopatía y Medicina Convencional* .

La homeopatía y la medicina convencional difieren en varios aspectos fundamentales:

. *Enfoque en el Tratamiento* .

La medicina convencional se basa en el diagnóstico y tratamiento de enfermedades específicas utilizando medicamentos, cirugía y otros procedimientos. En contraste, la homeopatía trata al individuo como un todo, buscando equilibrar el cuerpo y la mente para estimular el proceso de autocuración natural del cuerpo.

. *Naturaleza de los Remedios* .

Los remedios homeopáticos son naturales y se preparan a partir de plantas, minerales y animales, y se diluyen hasta niveles infinitesimales. Los medicamentos convencionales, por otro lado, a menudo son sintéticos y pueden tener efectos secundarios más pronunciados debido a su potencia.

. *Principios de Dosis* .

Mientras que la medicina convencional utiliza dosis medidas de medicamentos para tratar síntomas específicos, la homeopatía se basa en la administración de dosis extremadamente pequeñas que, según sus principios, no solo son efectivas sino que también eliminan el riesgo de efectos secundarios.

. *Popularidad y Aceptación de la Homeopatía en el Mundo* .

La homeopatía ha experimentado fluctuaciones en popularidad y aceptación a lo largo de los años y en diferentes partes del mundo. En el siglo XIX, la homeopatía ganó una gran aceptación en Europa y América del Norte. Sin embargo, con el avance de la medicina científica y la farmacología en el siglo XX, la homeopatía perdió terreno frente a los tratamientos convencionales.

A pesar de esto, la homeopatía sigue siendo popular en muchas partes del mundo. En países como India y Brasil, la homeopatía es una parte integral del sistema de salud y es ampliamente practicada y aceptada. En Europa, especialmente en países como Francia, Alemania y el Reino Unido, la homeopatía sigue siendo utilizada por un número significativo de personas.

En años recientes, la popularidad de la homeopatía ha resurgido en muchos países debido a un interés creciente en tratamientos naturales y alternativos. Muchas personas recurren a la homeopatía como complemento a la medicina convencional, buscando soluciones que sean menos invasivas y que tengan menos efectos secundarios.

. *Conclusión* .

La homeopatía ofrece un enfoque alternativo a la medicina convencional, basado en principios naturales y en la capacidad innata del cuerpo para curarse a sí mismo. Aunque ha sido objeto de controversia y debate, su popularidad perdura en muchas partes del mundo. Con una historia rica y una base de seguidores dedicados, la homeopatía sigue siendo una opción válida para aquellos que buscan un enfoque holístico y natural para la salud y el bienestar.

CAPÍTULO 1
.Fundamentos de la Homeopatía.

La homeopatía es una forma de medicina alternativa que ha sido utilizada por millones de personas en todo el mundo durante más de dos siglos. Desarrollada por el médico alemán Samuel Hahnemann a finales del siglo XVIII, la homeopatía se basa en principios específicos que la distinguen de la medicina convencional. En este capítulo, exploraremos los fundamentos de la homeopatía, centrándonos en los principios esenciales que guían esta práctica.

. Los Principios de la Homeopatía .

La homeopatía se basa en varios principios fundamentales que orientan la preparación y el uso de sus remedios. Estos principios incluyen la Ley de los Similares, la preparación y dinamización de los remedios, la potenciación, y la individualización del tratamiento.

. Ley de los Similares (Similia Similibus Curentur) .

El principio central de la homeopatía es la Ley de los Similares, conocida en latín como "Similia Similibus Curentur," que significa "lo similar cura lo similar." Según este principio, una sustancia que causa síntomas en una persona sana puede, en dosis muy diluidas, tratar esos mismos síntomas en una persona enferma. Este concepto es análogo a la idea detrás de las vacunas, donde una pequeña dosis del agente patógeno se utiliza para estimular una respuesta inmunitaria protectora.

Por ejemplo, el arsénico en su forma pura puede causar síntomas de intoxicación, como vómitos y diarrea. Sin embargo, en homeopatía, el Arsénico Album (un remedio preparado a partir de arsénico altamente diluido) se usa para tratar afecciones con síntomas similares, como ciertos tipos de intoxicación alimentaria o problemas gastrointestinales.

Este principio se basa en la observación de que el cuerpo humano tiene la capacidad de activar mecanismos de autodefensa y auto-curación cuando se expone a estímulos específicos. En lugar de suprimir los síntomas, como a menudo se hace en la medicina convencional, la homeopatía busca estimular la respuesta natural del cuerpo para restaurar el equilibrio y la salud.

. *Preparación y Dinamización de los Remedios* .

La preparación de los remedios homeopáticos es un proceso meticuloso que implica la dilución y dinamización de las sustancias originales. Este proceso es esencial para transformar las sustancias que pueden ser tóxicas en su forma original en remedios seguros y terapéuticos.

1. Dilución: El primer paso en la preparación de un remedio homeopático es la dilución. Una pequeña cantidad de la sustancia original (por ejemplo, una planta, mineral o animal) se disuelve en alcohol o agua. Esta solución inicial se denomina "tintura madre." A partir de esta tintura madre, se toma una gota y se mezcla con una cantidad específica de solvente (generalmente una proporción de 1:10 o 1:100). Esta mezcla se agita vigorosamente, un proceso conocido como "sucusión." El resultado es una dilución inicial, que puede etiquetarse como "1X" o "1C," dependiendo de la proporción de dilución.

2. Dinamización: La sucusión es una parte integral del proceso de dinamización, donde la mezcla se agita vigorosamente para liberar la energía curativa de la sustancia. Este proceso se repite varias veces, cada vez tomando una pequeña cantidad de la dilución anterior y mezclándola con más solvente. Con cada etapa de dilución y sucusión, se cree que el remedio no solo se vuelve más diluido, sino también más potente en términos de su capacidad terapéutica. Los remedios pueden diluirse y dinamizarse hasta niveles extremadamente altos, como "30C" o "200C," donde no queda ninguna molécula de la sustancia original, pero se cree que la energía o esencia de la sustancia sigue presente.

. *Potenciación y su Significado en la Homeopatía* .

La potenciación es un concepto clave en la homeopatía que se refiere a la creencia de que los remedios se vuelven más efectivos cuanto más se diluyen y dinamizan. Aunque puede parecer contradictorio, los homeópatas sostienen que la energía vital de la sustancia original se amplifica a través del proceso de dilución y sucusión.

1. Principio de la Memoria del Agua: Una teoría propuesta para explicar la potenciación es la "memoria del agua," que sugiere que el agua puede retener una "memoria" de las sustancias con las que ha estado

en contacto, incluso después de que estas han sido diluidas más allá del punto de presencia molecular. Aunque esta teoría no está ampliamente aceptada en la comunidad científica, es fundamental para la práctica de la homeopatía.

2. Efectividad a Diferentes Potencias: Los remedios homeopáticos están disponibles en diferentes potencias, que se seleccionan en función de la naturaleza de la enfermedad y la constitución del paciente. Las potencias bajas (como 6X o 12C) se utilizan para afecciones agudas o síntomas físicos, mientras que las potencias altas (como 30C o 200C) se emplean para problemas crónicos o síntomas mentales y emocionales.

. *Individualización del Tratamiento* .

Uno de los aspectos más distintivos de la homeopatía es la individualización del tratamiento. A diferencia de la medicina convencional, que a menudo aplica un enfoque estandarizado para el tratamiento de enfermedades, la homeopatía se centra en tratar al paciente como un todo único. Este enfoque holístico considera no solo los síntomas físicos, sino también los aspectos mentales, emocionales y constitucionales del individuo.

1. Consulta Inicial: En una consulta homeopática, el practicante dedica tiempo a comprender la historia completa del paciente, incluyendo sus síntomas actuales, antecedentes médicos, estado emocional, estilo de vida y predisposiciones genéticas. Esta información detallada permite al homeópata seleccionar un remedio que no solo coincida con los síntomas específicos, sino que también se adapte a la constitución y temperamento del paciente.

2. Remedios Personalizados: La selección del remedio adecuado es un proceso altamente personalizado. Dos pacientes con el mismo diagnóstico médico pueden recibir remedios diferentes, basados en sus perfiles individuales. Por ejemplo, para tratar una migraña, un paciente puede recibir Belladonna si sus síntomas incluyen un dolor punzante y una sensación de calor, mientras que otro paciente con síntomas de migraña acompañados de náuseas y vómitos puede recibir Nux Vomica.

3. Ajustes y Seguimiento: El tratamiento homeopático es dinámico y puede ajustarse a lo largo del tiempo en función de la respuesta del paciente. Los remedios pueden cambiarse o modificarse según la evolución de los síntomas y el progreso general del paciente.

. *Conclusión* .

Los fundamentos de la homeopatía, basados en principios como la Ley de los Similares, la preparación y dinamización de los remedios, la potenciación y la individualización del tratamiento, ofrecen una perspectiva única y holística del cuidado de la salud. Al enfocarse en estimular la capacidad natural del cuerpo para curarse a sí mismo, la homeopatía proporciona una alternativa viable para aquellos que buscan tratamientos más naturales y personalizados.

CAPÍTULO 2

.Remedios Homeopáticos Comunes.

. Tipos de Remedios Homeopáticos.

La homeopatía se basa en el uso de sustancias naturales para estimular la capacidad de curación del cuerpo. Estos remedios pueden derivarse de diversas fuentes, incluyendo plantas, animales y minerales. A continuación, exploraremos en detalle los diferentes tipos de remedios homeopáticos y cómo se eligen y preparan para tratar diversas afecciones.

. Remedios de Origen Vegetal.

Los remedios homeopáticos de origen vegetal se obtienen a partir de diferentes partes de las plantas, como raíces, hojas, flores y cortezas. Estos remedios son ampliamente utilizados en la homeopatía debido a su accesibilidad y efectividad en el tratamiento de una amplia gama de problemas de salud.

1. Aconitum napellus (Aconito)
   - Uso Común: Tratar afecciones repentinas y agudas como fiebre alta, resfriados y ansiedad extrema.
   - Descripción: Derivado de la planta Aconitum napellus, también conocida como "acónito", este remedio es útil en casos donde los síntomas aparecen de manera rápida e intensa, a menudo después de exposición a climas fríos.

2. Arnica montana (ArnicA)
   - Uso Común: Contusiones, traumatismos, dolores musculares y artritis.
   - Descripción: La arnica, derivada de la planta Arnica montana, es conocida por sus propiedades antiinflamatorias y su capacidad para promover la curación de los tejidos.

3. Belladonna (Belladona)
   - Uso Común: Fiebres altas, dolor de cabeza, dolores de garganta y migrañas.
   - Descripción: Derivado de la planta Atropa belladonna, este remedio es eficaz en el tratamiento de condiciones que involucran inflamación súbita y severa.

4. Chamomilla (Manzanilla)
- Uso Común: Irritabilidad, dentición en niños, cólicos y problemas digestivos.
- Descripción: La manzanilla, derivada de la planta Matricaria chamomilla, es conocida por sus propiedades calmantes y relajantes.

. *Remedios de Origen Animal* .

Los remedios de origen animal se obtienen a partir de diversas sustancias animales, incluyendo venenos, secreciones y partes de animales. Estos remedios son menos comunes que los de origen vegetal, pero pueden ser extremadamente efectivos en ciertos casos.

1. Apis mellifica (Abeja)
- Uso Común: Picaduras de insectos, inflamación, reacciones alérgicas y dolores ardientes.
- Descripción: Derivado del veneno de la abeja, Apis mellifica es útil en condiciones que presentan hinchazón y enrojecimiento similares a los síntomas de una picadura de abeja.

2. Lachesis (Serpiente Lachesis)
-Uso Común: Síntomas premenstruales, dolores de garganta y problemas circulatorios.
- DescripcióN Este remedio se obtiene del veneno de la serpiente Lachesis muta y es efectivo en el tratamiento de afecciones caracterizadas por congestión y tensión.

3. Sepia (Tinta de Sepia)
- Uso Común: Problemas hormonales, fatiga y problemas digestivos.
- Descripción: Derivado de la tinta de la sepia, este remedio es especialmente útil para tratar problemas relacionados con el sistema reproductivo femenino y el equilibrio hormonal.

. *Remedios de Origen Mineral* .

Los remedios de origen mineral son aquellos que se derivan de elementos y compuestos minerales. Estos remedios son muy valiosos en la homeopatía debido a su capacidad para tratar una amplia variedad de trastornos físicos y emocionales.

1. Arsenicum album (Arsénico blanco)

- Uso Común: Problemas digestivos, ansiedad, insomnio y debilidad general.
- Descripción: Este remedio, derivado del trióxido de arsénico, es conocido por su eficacia en el tratamiento de problemas gástricos y condiciones que presentan síntomas de agotamiento y miedo.

2. Calcarea carbonica (Carbonato de Calcio)
- Uso Común: Problemas óseos, fatiga y trastornos metabólicos.
- Descripción: Derivado del carbonato de calcio, este remedio es útil para tratar afecciones relacionadas con el crecimiento óseo y el metabolismo, especialmente en niños.

3. Natrum muriaticum (Cloruro de Sodio)
- Uso Común: Dolores de cabeza, migrañas, problemas emocionales y alergias.
- Descripción: Este remedio se obtiene del cloruro de sodio, comúnmente conocido como sal de mesa, y es eficaz en el tratamiento de síntomas que incluyen dolor de cabeza y trastornos emocionales como la tristeza y la irritabilidad.

. *Cómo se Eligen y Preparan los Remedios* .

La elección y preparación de los remedios homeopáticos sigue un proceso cuidadoso y específico para garantizar su eficacia y seguridad.

1. Selección del Remedio
- Individualización: Los remedios homeopáticos se eligen en función de los síntomas individuales del paciente, más que por la enfermedad en sí. Esto implica una consulta detallada con un homeópata para entender completamente la presentación única de síntomas del paciente.
- Principio de Similitud: La selección se basa en el principio de que "lo similar cura lo similar", lo que significa que se elige una sustancia que, en una persona sana, produciría síntomas similares a los que se desean tratar.

2. Preparación del Remedio
- Dilución: Los remedios homeopáticos se preparan mediante un proceso de dilución y sucusión (agitación vigorosa). Esto implica diluir una

cantidad minúscula de la sustancia activa en una solución de agua y alcohol, y luego agitarla vigorosamente.
- Potenciación: Este proceso de dilución y sucusión se repite varias veces, aumentando la "potencia" del remedio con cada paso. Las diluciones más comunes incluyen "C" (centesimal) y "X" (decimal).
- Formas de Administración:Los remedios se pueden administrar en diferentes formas, incluyendo pequeñas tabletas (gránulos), líquidos y pomadas, dependiendo de la necesidad y preferencia del paciente.

3. Almacenamiento y Uso

-Conservación: Los remedios deben almacenarse en lugares frescos y secos, lejos de fuentes de calor y luz directa para mantener su efectividad.
- Dosificación:La dosificación de los remedios varía según la potencia y la naturaleza del síntoma a tratar. Un homeópata cualificado proporciona instrucciones específicas sobre la frecuencia y cantidad de dosis.

En resumen, la homeopatía ofrece una amplia gama de remedios derivados de fuentes naturales que pueden ser adaptados para tratar una gran variedad de síntomas y condiciones. La selección y preparación cuidadosa de estos remedios aseguran su efectividad y seguridad, proporcionando una alternativa holística a los tratamientos convencionales.

CAPÍTULO 3

.Aplicaciones de la Homeopatía.

. Tratamientos Homeopáticos para Afecciones Comunes .

La homeopatía, con su enfoque holístico y personalizado, ha sido utilizada durante siglos para tratar una amplia variedad de afecciones comunes. En este capítulo, exploraremos cómo los remedios homeopáticos pueden ser aplicados para tratar resfriados y gripes, alergias y asma, trastornos digestivos, estrés y ansiedad, afecciones cutáneas, y dolor y lesiones.

. Resfriados y Gripes .

Los resfriados y las gripes son infecciones virales comunes que afectan a millones de personas cada año. Los síntomas incluyen congestión nasal, dolor de garganta, tos, fiebre y malestar general. Los remedios homeopáticos pueden ofrecer alivio de los síntomas y apoyar el sistema inmunológico.

Remedios Comunes:

1. Aconitum napellus: Eficaz al inicio de un resfriado, especialmente si los síntomas aparecen de manera repentina y con fiebre alta. Es útil cuando el resfriado se desarrolla después de la exposición al frío seco.

2. Eupatorium perfoliatum: Utilizado para tratar los síntomas de la gripe que incluyen dolor en los huesos y los músculos, fiebre alta y escalofríos.

3. Gelsemium: Indicado para síntomas de gripe que comienzan lentamente, acompañados de debilidad, somnolencia y escalofríos. También es útil cuando hay dolores musculares y sensación de pesadez en los párpados.

3. Oscillococcinum: Un remedio popular que se toma al primer signo de síntomas de gripe para reducir la duración y la gravedad de la enfermedad.

. Alergias y Asma .

Las alergias y el asma son respuestas exageradas del sistema inmunológico a sustancias que normalmente no son dañinas. Los síntomas pueden incluir estornudos, picazón, congestión nasal, y dificultad para respirar.

Remedios Comunes:

1. Allium cepa: Eficaz para tratar síntomas de rinitis alérgica, como secreción nasal acuosa, estornudos y ojos llorosos.

2. Arsenicum album: Útil para alergias con secreción nasal acuosa, que empeoran en la noche y se acompañan de inquietud y ansiedad.

3. Natrum muriaticum: Indicado para alergias con síntomas como estornudos y secreción nasal acuosa, y cuando los síntomas mejoran al aire libre.

4. Sambucus nigra: Utilizado en el tratamiento del asma, especialmente cuando hay dificultad para respirar con sensación de asfixia y mucosidad espesa.

. *Trastornos Digestivos* .

Los trastornos digestivos, como la indigestión, la acidez, el estreñimiento y la diarrea, pueden ser aliviados con remedios homeopáticos.

Remedios Comunes:

1. Nux vomica: Eficaz para tratar la indigestión y la acidez, especialmente cuando los síntomas son causados por el consumo excesivo de alimentos ricos o bebidas alcohólicas.

2. Lycopodium clavatum: Indicado para la distensión abdominal, el gas y la indigestión, especialmente cuando los síntomas empeoran en la tarde y la noche.

3. Pulsatilla: Utilizado para la indigestión y la diarrea, especialmente cuando los síntomas son variables y se acompañan de cambios en el estado de ánimo.

4. Arsenicum album: También útil para la diarrea, especialmente cuando es acuosa, ardiente y se acompaña de debilidad y ansiedad.

. *Estrés y Ansiedad* .

El estrés y la ansiedad son problemas comunes en la vida moderna, y la homeopatía puede ofrecer alivio sin los efectos secundarios de los medicamentos convencionales.

Remedios Comunes:

1. Ignatia amara: Indicado para el estrés y la ansiedad relacionados con la pena o la pérdida emocional. Útil cuando los síntomas incluyen suspiros, sensación de nudo en la garganta y cambios de humor.

2. Argentum nitricum: Eficaz para la ansiedad anticipatoria, especialmente antes de eventos importantes, como exámenes o presentaciones.

3. Gelsemium: También útil para la ansiedad anticipatoria, especialmente cuando los síntomas incluyen debilidad, temblores y falta de concentración.

4. Aconitum napellus: Utilizado para tratar la ansiedad aguda con síntomas como palpitaciones, miedo intenso y sensación de muerte inminente.

. *Afecciones Cutáneas* .

Las afecciones cutáneas, como el eccema, la psoriasis y el acné, pueden ser tratadas con remedios homeopáticos que alivian los síntomas y promueven la curación de la piel.

Remedios Comunes:

1. Graphites: Eficaz para tratar el eccema, especialmente cuando la piel es seca, agrietada y exuda un líquido pegajoso.

2. Sulphur: Indicado para diversas afecciones cutáneas con picazón intensa, enrojecimiento y sensación de ardor, que empeoran con el calor.

3. Hepar sulphuris: Utilizado para el acné doloroso, con pústulas que supuran. También es útil para forúnculos y abscesos.

4. Calendula: Eficaz en la curación de heridas, cortes y abrasiones, y para calmar la piel inflamada.

. *Dolor y Lesiones* .

El dolor y las lesiones, como esguinces, contusiones y dolores musculares, pueden ser tratados con remedios homeopáticos para acelerar la recuperación y aliviar el dolor.

Remedios Comunes:

1. Arnica montana: El remedio más conocido para contusiones, esguinces y dolor muscular. Eficaz para reducir la hinchazón y acelerar la curación.

2. Rhus toxicodendron: Utilizado para dolores musculares y articulares que mejoran con el movimiento y empeoran con el reposo y la humedad.

3. Ruta graveolens: Eficaz para lesiones en los tendones y ligamentos, y para el dolor de espalda y el cuello.

4. Hypericum perforatum: Utilizado para tratar lesiones nerviosas, especialmente cuando el dolor es intenso y punzante.

En resumen, la homeopatía ofrece una amplia gama de tratamientos para afecciones comunes, utilizando remedios naturales que trabajan en armonía con el cuerpo para promover la curación y el bienestar general. Estos remedios pueden ser una alternativa efectiva y segura a los tratamientos convencionales, especialmente cuando se utilizan bajo la guía de un profesional de la salud capacitado.

CAPÍTULO 4

.La Homeopatía en la Vida Diaria.

. Integración de la Homeopatía en tu Rutina Diaria.

La homeopatía, una medicina alternativa basada en el principio de "similia similibus curentur" (lo similar cura lo similar), puede ser una valiosa adición a tu vida diaria. La clave para integrar eficazmente la homeopatía en tu rutina es la consistencia y el conocimiento adecuado de los remedios disponibles y sus aplicaciones. A continuación, se presentan algunas maneras prácticas de hacerlo.

. Uso Preventivo de la Homeopatía.

El uso preventivo de la homeopatía se centra en fortalecer el sistema inmunológico y mantener un estado óptimo de salud para evitar enfermedades. Aquí hay algunas recomendaciones sobre cómo utilizar la homeopatía de manera preventiva:

1. Remedios para Fortalecer el Sistema Inmunológico:
   - Echinacea: Conocida por sus propiedades inmunoestimulantes, puede ayudar a prevenir resfriados y gripes.
   - Oscillococcinum: Popular en el tratamiento y prevención de la gripe.
   - Thuja: Usada para desintoxicar el cuerpo y mejorar la resistencia a las infecciones.

2. Remedios Estacionales:
   - Allium cepa y Sabadilla: Eficaces contra los síntomas de la fiebre del heno y alergias estacionales.
   - Apis mellifica: Para prevenir reacciones alérgicas a picaduras de insectos durante el verano.

3. Remedios para el Estrés y Ansiedad:
   - Ignatia: Para el alivio de la tristeza y el estrés emocional.
   - Gelsemium: Útil para la ansiedad anticipatoria y el miedo escénico.
   - Arsenicum album: Para la ansiedad relacionada con problemas de salud.

. Cómo Llevar un Botiquín Homeopático en Casa.

Tener un botiquín homeopático en casa puede ser muy útil para tratar dolencias comunes de manera rápida y efectiva. A continuación, se enumeran algunos remedios esenciales que debes considerar incluir en tu botiquín:

1. Remedios para Lesiones y Dolores:
- Arnica montana: Para contusiones, esguinces y dolor muscular.
- Rhus toxicodendron: Para dolores articulares y rigidez.
- Hypericum: Para dolores nerviosos y lesiones en los nervios.

2. Remedios para Problemas Digestivos:
- Nux vomica: Para la indigestión, el estreñimiento y el malestar estomacal.
- Carbo vegetabilis: Para la hinchazón y los gases.
- Ipecacuanha: Para náuseas y vómitos.

3. Remedios para Afecciones Respiratorias:
- Aconitum napellus: Para los primeros signos de resfriados y fiebre.
- Bryonia: Para la tos seca y dolorosa.
- Spongia tosta: Para la tos crupal y la dificultad respiratoria.

4. Remedios para Problemas de Piel:
- Calendula: Para cortes, abrasiones y quemaduras leves.
- Sulphur: Para erupciones cutáneas y picazón.
- Cantharis: Para quemaduras y ampollas.

. *Homeopatía para Niños y Ancianos* .

La homeopatía es especialmente beneficiosa para niños y ancianos debido a su naturaleza suave y no invasiva. Aquí hay algunas consideraciones específicas para estos grupos:

1. Homeopatía para Niños:
-Chamomilla: Para la dentición dolorosa y la irritabilidad.
- Belladonna: Para la fiebre alta con sudoración y agitación.
- Pulsatilla: Para los resfriados con secreción nasal espesa y verde, y cambios de humor.

2. Homeopatía para Ancianos:
- Calcarea carbonica: Para la fatiga, debilidad ósea y problemas de circulación.
- Baryta carbonica: Para la pérdida de memoria y la debilidad mental.

- Conium: Para el mareo y la debilidad en las piernas.

.Consideraciones de Seguridad y Cuándo Consultar a un Profesional.

Aunque la homeopatía es generalmente segura, es importante seguir algunas pautas de seguridad y saber cuándo es necesario buscar la ayuda de un profesional de la salud:

1. Seguridad en el Uso de Remedios Homeopáticos:
- Dosis y Potencia: Siempre sigue las indicaciones de dosis y potencia recomendadas. Más no siempre es mejor.
- Almacenamiento: Guarda los remedios en un lugar fresco y seco, lejos de la luz solar directa y de productos con olores fuertes.
- Fecha de Caducidad: Verifica regularmente las fechas de caducidad y reemplaza los remedios vencidos.

2. Cuándo Consultar a un Profesional:
- Condiciones Crónicas: Si tienes una afección crónica o una enfermedad grave, es crucial consultar a un profesional de la salud calificado.
- Reacciones Adversas: Si experimentas alguna reacción adversa a un remedio homeopático, suspende su uso y busca consejo médico.
- Falta de Mejoría: Si no ves ninguna mejoría en tus síntomas después de usar un remedio homeopático durante un tiempo razonable, consulta a un profesional para una evaluación adicional.

. Conclusión .

Integrar la homeopatía en tu vida diaria puede ser una forma efectiva de mantener y mejorar tu salud de manera natural. Ya sea que utilices remedios preventivos, tengas un botiquín homeopático en casa, o busques soluciones para niños y ancianos, la homeopatía ofrece una amplia gama de opciones seguras y efectivas. Siempre recuerda la importancia de la educación continua y la consulta con profesionales de la salud cuando sea necesario para garantizar el uso seguro y eficaz de estos remedios.

CAPÍTULO 5
.Casos de Estudio y Testimonios.
. Historias de Éxito con la Homeopatía .

La homeopatía ha sido utilizada por millones de personas en todo el mundo, y muchos han encontrado en ella una solución efectiva para diversas afecciones. En este capítulo, exploraremos casos clínicos documentados, testimonios personales de usuarios y entrevistas con homeópatas profesionales que han presenciado transformaciones significativas en sus pacientes.

Casos Clínicos Documentados

Caso 1: Tratamiento de la migraña

María, una mujer de 35 años, había sufrido de migrañas debilitantes durante más de una década. Había probado numerosos tratamientos convencionales, pero ninguno proporcionaba alivio duradero. Decidió visitar a un homeópata certificado, quien le recetó **Belladona**, un remedio homeopático conocido por su eficacia en el tratamiento de dolores de cabeza severos.

Después de un mes de tratamiento con Belladona y ajustes en su dieta, María comenzó a notar una reducción significativa en la frecuencia y la intensidad de sus migrañas. A los tres meses, las migrañas habían desaparecido casi por completo. María continúa utilizando la homeopatía como parte de su régimen de salud y ha permanecido libre de migrañas desde entonces.

Caso 2: Control del asma en un niño

Carlos, un niño de 7 años, sufría de asma crónica desde los 4 años. Sus padres habían probado varios inhaladores y medicamentos, pero Carlos seguía teniendo episodios frecuentes. Desesperados por encontrar una solución, decidieron acudir a un homeópata pediátrico.

El homeópata recetó Arsenicum Album y Natrum Sulphuricum, dos remedios homeopáticos que se utilizan comúnmente para el asma. Después de dos meses de tratamiento, los episodios de asma de Carlos se redujeron significativamente. Un año después, Carlos rara vez necesitaba usar su inhalador de rescate y podía participar en actividades físicas sin restricciones.

Testimonios Personales de Usuarios

Testimonio 1: Alivio del insomnio

Ana, una ejecutiva de 42 años, había luchado contra el insomnio durante años. A pesar de intentar varias estrategias de manejo del sueño y medicamentos recetados, su problema persistía. Un amigo le recomendó probar la homeopatía. Ana comenzó a ver a un homeópata, quien le prescribió
Coffea Cruda, un remedio homeopático específico para el insomnio. Después de dos semanas de tratamiento, Ana comenzó a notar una mejora en la calidad de su sueño. En un mes, dormía profundamente y se sentía descansada al despertar. Ana continúa utilizando la homeopatía para mantener su salud general y gestionar su insomnio cuando surge.

Testimonio 2: Tratamiento de la ansiedad

José, un hombre de 30 años, sufría de ansiedad severa que afectaba su vida diaria y su rendimiento en el trabajo. Había probado terapia y medicación, pero los efectos secundarios le resultaban difíciles de manejar. Un terapeuta le sugirió que explorara la homeopatía como complemento. José empezó a tomar Gelsemium, un remedio homeopático para la ansiedad, y Ignatia Amara, para el estrés emocional. Con el tiempo, José encontró que su ansiedad disminuía notablemente, permitiéndole manejar mejor las situaciones estresantes. Después de seis meses, José había reducido significativamente su dependencia de los medicamentos convencionales y estaba más tranquilo y centrado.

Entrevistas con Homeópatas Profesionales

Entrevista 1: Dr. Laura Martínez

La Dra. Laura Martínez es una reconocida homeópata con más de 20 años de experiencia. En su consulta, ha tratado a miles de pacientes con una amplia variedad de condiciones. Nos compartió su experiencia con el tratamiento homeopático de enfermedades crónicas.

"Uno de los casos más notables que he tratado fue el de una paciente con artritis reumatoide severa. Después de años de tratamiento con medicamentos convencionales que le causaban efectos secundarios, decidió probar la homeopatía. Le prescribí Rhus Tox y Bryonia Alba. A lo largo de varios meses, su dolor y rigidez disminuyeron significativamente, y pudo reducir su medicación convencional. Este caso reafirma mi creencia en el poder de la homeopatía para tratar condiciones crónicas de manera efectiva."

Entrevista 2: Dr. Carlos López

El Dr. Carlos López es un homeópata especializado en pediatría. Ha visto numerosos casos de éxito en su práctica, especialmente en el tratamiento de alergias y problemas digestivos en niños.

"Recuerdo el caso de un niño con eczema severo que había sido tratado sin éxito con cremas y esteroides. Después de una evaluación completa, le receté Sulphur y Graphites. En pocas semanas, los síntomas comenzaron a mejorar, y en unos meses, el eczema había desaparecido casi por completo. La homeopatía no solo trató los síntomas sino que también abordó la causa subyacente del problema."

. Conclusión .

Las historias de éxito y los testimonios presentados en este capítulo muestran la capacidad de la homeopatía para proporcionar alivio y mejorar la calidad de vida de las personas. Aunque cada caso es único, estos ejemplos demuestran el potencial de la homeopatía como una opción de tratamiento eficaz para diversas afecciones. Las entrevistas con homeópatas profesionales subrayan la importancia de una evaluación individualizada y la selección cuidadosa de los remedios homeopáticos para lograr los mejores resultados.

CAPÍTULO 6

.Mitos y Realidades de la Homeopatía.

. Desmintiendo Mitos y Aclarando Conceptos .

La homeopatía es una práctica médica alternativa que ha sido objeto de controversia y debate. En este capítulo, abordaremos algunos de los mitos más comunes sobre la homeopatía, presentaremos evidencia científica y estudios de caso, y compararemos la homeopatía con otras formas de medicina alternativa. Nuestro objetivo es proporcionar una visión equilibrada y basada en hechos para ayudar a los lectores a formarse una opinión informada.

Mitos Comunes sobre la Homeopatía

Mito 1: La Homeopatía es Solo un Placebo

Uno de los mitos más persistentes sobre la homeopatía es que sus efectos son simplemente el resultado del efecto placebo. Si bien el efecto placebo puede desempeñar un papel en cualquier forma de tratamiento, numerosos estudios han sugerido que los remedios homeopáticos pueden tener efectos más allá de los del placebo. Los defensores de la homeopatía argumentan que el enfoque holístico y personalizado del tratamiento homeopático contribuye a su eficacia.

Mito 2: No Hay Evidencia Científica que Respalde la Homeopatía

Otro mito común es que no existe evidencia científica que respalde la eficacia de la homeopatía. Sin embargo, hay estudios que han encontrado resultados positivos en el uso de tratamientos homeopáticos para ciertas condiciones. Es importante destacar que la calidad y el diseño de los estudios varían, y los resultados no siempre son consistentes. A pesar de esto, hay una creciente base de investigaciones que sugiere que la homeopatía puede ser beneficiosa en ciertos contextos.

Mito 3: Los Remedios Homeopáticos No Contienen Ingredientes Activos

Se dice a menudo que los remedios homeopáticos son simplemente agua o azúcar y no contienen ingredientes activos. Los remedios homeopáticos se preparan mediante un proceso de dilución y agitación llamado potenciación, que según los homeópatas, transfiere la "energía" de la sustancia original al remedio. Aunque esto desafía la comprensión convencional de la química y la física, algunos estudios sugieren que incluso las diluciones extremas pueden tener efectos biológicos.

Evidencia Científica y Estudios de Caso

Estudio de Caso 1: Homeopatía y Alergias

Un estudio publicado en "The Lancet" examinó el uso de la homeopatía en pacientes con alergias estacionales. Los participantes que recibieron tratamiento homeopático informaron una reducción significativa en los síntomas en comparación con el grupo de placebo. Aunque el estudio tuvo limitaciones, como el tamaño reducido de la muestra, sus hallazgos sugieren que la homeopatía puede ser efectiva para tratar alergias.

Estudio de Caso 2: Homeopatía y Dolor Crónico

Otro estudio exploró la eficacia de la homeopatía en el manejo del dolor crónico. Los pacientes que recibieron tratamiento homeopático informaron una disminución en la intensidad del dolor y una mejora en la calidad de vida. Los investigadores concluyeron que la homeopatía podría ser una opción viable para pacientes con dolor crónico que no responden bien a los tratamientos convencionales.

Estudio de Caso 3: Homeopatía en el Tratamiento de la Ansiedad

La ansiedad es otra área donde la homeopatía ha mostrado potencial. Un estudio encontró que los pacientes con trastorno de ansiedad generalizada que recibieron tratamiento homeopático experimentaron una reducción en los niveles de ansiedad comparable a la lograda con medicamentos convencionales. Este estudio sugiere que la homeopatía podría ser una alternativa segura y efectiva para el tratamiento de la ansiedad.

. Comparación con Otras Formas de Medicina Alternativa .
. Homeopatía vs. Fitoterapia .

La fitoterapia utiliza plantas y extractos de plantas para tratar diversas condiciones de salud. A diferencia de la homeopatía, la fitoterapia se basa en el uso de dosis efectivas de ingredientes activos. Ambos enfoques comparten una filosofía naturalista, pero la homeopatía se distingue por su principio de dilución y potenciación.

. Homeopatía vs. Acupuntura .

La acupuntura, una práctica de la medicina tradicional china, implica la inserción de agujas en puntos específicos del cuerpo para equilibrar el flujo de energía. Mientras que la acupuntura se basa en la teoría de los meridianos energéticos, la homeopatía se centra en la similitud entre los síntomas del paciente y las sustancias que pueden provocar esos síntomas en dosis mayores. Ambas prácticas se utilizan para tratar una variedad de condiciones, pero sus métodos y fundamentos teóricos son distintos.

. Homeopatía vs. Naturopatía .

La naturopatía es una forma de medicina alternativa que combina múltiples enfoques, incluidos la nutrición, la fitoterapia, y la homeopatía, entre otros. La naturopatía se basa en la creencia en la capacidad innata del cuerpo para curarse a sí mismo y emplea métodos naturales para apoyar este proceso. La homeopatía puede ser una parte de la naturopatía, pero la naturopatía es un sistema más amplio que incorpora diversas terapias naturales.

. Conclusión .

La homeopatía es un campo complejo y a menudo mal entendido. Si bien existen numerosos mitos sobre su eficacia y mecanismos, también hay una base de evidencia que sugiere que puede ser beneficiosa para ciertos pacientes y condiciones. Al comparar la homeopatía con otras formas de medicina alternativa, es evidente que cada enfoque tiene sus propios méritos y limitaciones. Lo más importante es que los pacientes tengan acceso a información precisa y basada en evidencia para tomar decisiones informadas sobre su salud.

CAPÍTULO 7
.El Futuro de la Homeopatía.

En este capítulo, hemos desmentido algunos de los mitos más comunes sobre la homeopatía, presentado estudios de caso que destacan su potencial y comparado la homeopatía con otras terapias alternativas. Al hacerlo, esperamos haber aclarado algunos conceptos erróneos y proporcionado una visión equilibrada y objetiva de esta práctica médica alternativa.

. Innovaciones y Tendencias en Homeopatía .

La homeopatía, una práctica médica con más de dos siglos de historia, continúa evolucionando y adaptándose a las nuevas demandas y avances del siglo XXI. En este capítulo, exploraremos las innovaciones recientes, las nuevas aplicaciones y tratamientos emergentes, así como el papel de la homeopatía en el sistema de salud del futuro.

. Avances recientes en la investigación homeopática .

La investigación homeopática ha avanzado considerablemente en los últimos años, gracias en parte a la creciente aceptación y el interés global en los métodos de tratamiento natural y holístico. A continuación, se presentan algunos de los avances más significativos:

1. Estudios Clínicos y Meta-análisis:
- Los estudios clínicos recientes han proporcionado evidencia más sólida sobre la eficacia de ciertos tratamientos homeopáticos. Meta-análisis y revisiones sistemáticas han mostrado resultados positivos en el tratamiento de diversas condiciones como alergias, resfriados y ciertos trastornos crónicos.
- Un ejemplo notable es el uso de Oscillococcinum para tratar los síntomas de la gripe. Estudios han demostrado que puede reducir la duración y la severidad de los síntomas, aunque su mecanismo de acción aún se investiga.

2. Investigación Básica en Homeopatía:
- La investigación básica ha avanzado en la comprensión de los mecanismos subyacentes de la homeopatía. Se están utilizando técnicas

modernas de biología molecular y nanotecnología para estudiar las diluciones homeopáticas y sus efectos a nivel celular y molecular.
- Se ha propuesto que las soluciones altamente diluidas pueden contener nanopartículas que podrían tener efectos biológicos, aunque esta área de investigación todavía está en sus primeras etapas.

3. Integración con Medicina Convencional:
- La homeopatía está siendo cada vez más integrada con la medicina convencional en varios países. Programas de tratamiento integrados están demostrando que combinar terapias homeopáticas con tratamientos convencionales puede mejorar los resultados de los pacientes y reducir los efectos secundarios.

. *Nuevas aplicaciones y tratamientos emergentes* .

Con el avance de la investigación, han surgido nuevas aplicaciones y tratamientos dentro de la homeopatía. Estos desarrollos están ampliando el alcance de la homeopatía y ofreciendo nuevas oportunidades para el tratamiento de diversas afecciones.

1. Homeopatía en Oncología:
- Aunque aún es un área controvertida, hay un creciente interés en el uso de tratamientos homeopáticos complementarios en oncología. Se están explorando remedios homeopáticos para mitigar los efectos secundarios de la quimioterapia y la radioterapia, así como para mejorar la calidad de vida de los pacientes con cáncer.

2. Tratamientos Personalizados:
- La personalización de los tratamientos homeopáticos está ganando terreno. Se están desarrollando métodos para adaptar los tratamientos a las necesidades individuales de cada paciente, basándose en su constitución, síntomas específicos y antecedentes médicos.

3. Homeopatía Digital:
- La tecnología digital está siendo utilizada para desarrollar aplicaciones y plataformas que ayudan a los pacientes y profesionales a gestionar los tratamientos homeopáticos. Estas herramientas proporcionan acceso a bases de datos de remedios, permiten el seguimiento de síntomas y ofrecen recomendaciones personalizadas.

4. Uso en Salud Mental:

- La homeopatía está siendo cada vez más aplicada en el tratamiento de trastornos de salud mental, como la ansiedad y la depresión. Remedios como Aconitum y Arsenicum album están siendo estudiados por su potencial para aliviar síntomas sin los efectos secundarios de los medicamentos tradicionales.

. *La homeopatía en el sistema de salud del futuro* .

El sistema de salud del futuro se perfila como uno en el que la medicina integrativa desempeñará un papel central. La homeopatía, con su enfoque holístico y natural, está bien posicionada para ser una parte integral de este sistema.

1. Medicina Integrativa:
- La medicina integrativa combina tratamientos convencionales y alternativos para proporcionar atención integral al paciente. La homeopatía está siendo cada vez más aceptada en este enfoque, especialmente en países como Alemania, Suiza e India, donde se integra comúnmente en la práctica médica.

2. Educación y Formación:
- A medida que la homeopatía se integra más en el sistema de salud, la educación y formación en esta disciplina se están expandiendo. Universidades y escuelas de medicina están comenzando a ofrecer cursos y programas de formación en homeopatía, proporcionando a los futuros médicos una comprensión más amplia de las opciones de tratamiento disponibles.

1. Regulación y Estándares:
- La regulación de los productos homeopáticos está mejorando, lo que garantiza que los remedios sean seguros y eficaces. Organizaciones internacionales están trabajando para establecer estándares y directrices para la práctica de la homeopatía, lo que aumentará la confianza del público y la aceptación de estos tratamientos.

2. Investigación y Financiación:
- La financiación para la investigación en homeopatía está aumentando, con más recursos dedicados a explorar su potencial y a validar científicamente sus efectos. Este aumento en la financiación permitirá estudios más amplios y rigurosos, lo que podría conducir a

descubrimientos importantes y a una mayor aceptación en la comunidad médica.

3. Acceso Global:

- La homeopatía está viendo un crecimiento en su accesibilidad global. Con el uso de la telemedicina y las plataformas digitales, los pacientes de todo el mundo pueden acceder a consultas y tratamientos homeopáticos, sin importar su ubicación.

En resumen, el futuro de la homeopatía parece prometedor con innovaciones continuas, nuevas aplicaciones y una integración más amplia en el sistema de salud. Estos avances no solo mejorarán la eficacia y la accesibilidad de los tratamientos homeopáticos, sino que también fortalecerán su posición como una opción viable y complementaria en el cuidado de la salud.

. REFLEXIONES FINALES Y CONSEJOS PRÁCTICOS.

. Resumen de los Puntos Clave del Libro .

La homeopatía es una forma de medicina alternativa que ha ganado popularidad en las últimas décadas debido a su enfoque holístico y natural. A lo largo de este libro, hemos explorado los fundamentos de la homeopatía, sus principios básicos, y cómo se diferencian de la medicina convencional. Hemos abordado cómo los remedios homeopáticos se preparan a través del proceso de dilución y dinamización, y cómo se cree que funcionan a nivel energético para estimular la capacidad de autocuración del cuerpo.

También hemos discutido los diferentes tipos de remedios homeopáticos y sus aplicaciones específicas para una variedad de afecciones comunes, desde problemas digestivos hasta trastornos emocionales. Se ha puesto énfasis en la importancia de la individualización en el tratamiento homeopático, donde cada paciente es tratado como un ser único con síntomas únicos.

Hemos analizado estudios y casos de éxito que muestran la efectividad de la homeopatía en ciertos contextos, así como las críticas y controversias que la rodean. La importancia de la consulta con un homeópata certificado y la colaboración con profesionales de la salud también se ha subrayado para asegurar un tratamiento seguro y efectivo.

. Consejos para Iniciar tu Propio Camino en la Homeopatía .

1. Educación Continua: Investiga y aprende todo lo que puedas sobre homeopatía. Lee libros, asiste a seminarios y talleres, y considera tomar cursos formales si estás seriamente interesado en profundizar en el campo.

2. Consulta con Profesionales: Antes de comenzar cualquier tratamiento homeopático, es crucial que consultes con un homeópata certificado. Ellos pueden ofrecerte una evaluación personalizada y guiarte en el uso adecuado de los remedios.

3. Empieza con lo Básico: Familiarízate con algunos remedios homeopáticos comunes y sus aplicaciones. Puedes empezar con un kit de primeros auxilios homeopático que incluya remedios para problemas comunes como resfriados, dolores de cabeza, y heridas leves.

4. Diario de Síntomas: Mantén un diario detallado de tus síntomas y cualquier cambio que notes con el uso de remedios homeopáticos. Esto puede ayudar a tu homeópata a ajustar tu tratamiento de manera más efectiva.

5. Paciencia y Perseverancia: La homeopatía puede ser un proceso de tratamiento más lento en comparación con la medicina convencional. Es importante ser paciente y seguir el plan de tratamiento recomendado.

. *Recursos Adicionales: Libros, Cursos, y Comunidades* .

- Libros:
- "Organon of Medicine" de Samuel Hahnemann
- "The Complete Homeopathy Handbook" de Miranda Castro
- "Homeopathic Materia Medica" de William Boericke
- Cursos:
- Certificaciones en homeopatía ofrecidas por instituciones reconocidas como la British Institute of Homeopathy y el National Center for Homeopathy.
- Cursos en línea disponibles en plataformas como Coursera y Udemy.
- Comunidades:
- Grupos y foros en línea como Homeopathy Plus y los foros de discussion en el sitio de la National Center for Homeopathy.
- Redes sociales y grupos de Facebook dedicados a la homeopatía.

Apéndices
. *Recursos y Referencias* .
. *Bibliografía Recomendada* .

1."Organon of Medicine" de Samuel Hahnemann: La obra fundacional de la homeopatía escrita por su creador.

2. "The Complete Homeopathy Handbook" de Miranda Castro: Una guía práctica para el uso diario de la homeopatía.

3. "Homeopathic Materia Medica" de William Boericke: Un compendio detallado de remedios homeopáticos y sus usos.

. ***Organizaciones y Asociaciones Homeopáticas* .**

1. National Center for Homeopathy (NCH): Una organización sin fines de lucro dedicada a promover la homeopatía a través de la educación y la investigación.
2. British Homeopathic Association (BHA): Apoya el uso de la homeopatía en el Reino Unido.
3. Liga Medicorum Homoeopathica Internationalis (LMHI):Una asociación global que promueve la homeopatía en el ámbito médico.

. ***Sitios Web y Foros de Discusión* .**

1. Homeopathy Plus: Un recurso educativo en línea con artículos, estudios de casos y foros de discusión.
2. Hpathy.com: Una comunidad global de homeópatas con recursos educativos y foros activos.
3. Facebook Groups: Busca grupos de homeopatía en Facebook para conectarte con otros interesados y profesionales del campo.

Estos recursos y consejos están diseñados para ayudarte a comenzar tu viaje en el mundo de la homeopatía de manera informada y segura. Recuerda siempre consultar a profesionales calificados y mantener una mente abierta y crítica mientras exploras esta forma de medicina alternativa.

HOMEOPATÍA

Secretos Revelados . Remedios y Prácticas para una Salud Natural y Eficaz

Autor: Enrique Delvalle

www.ingramcontent.com/pod-product-compliance
Lightning Source LLC
Chambersburg PA
CBHW031514210526
45464CB00007B/2900